BEI GRIN MACHT SICH IHR WISSEN BEZAHLT

- Wir veröffentlichen Ihre Hausarbeit,
  Bachelor- und Masterarbeit

- Ihr eigenes eBook und Buch -
  weltweit in allen wichtigen Shops

- Verdienen Sie an jedem Verkauf

Jetzt bei www.GRIN.com hochladen und kostenlos publizieren

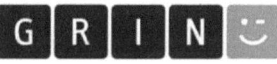

Sarah Bittner

Faszination Ecstasy - Inbegriff der Technokultur mit hohem Risikopotential

GRIN Verlag

Bibliografische Information der Deutschen Nationalbibliothek:

Die Deutsche Bibliothek verzeichnet diese Publikation in der Deutschen National-
bibliografie; detaillierte bibliografische Daten sind im Internet über http://dnb.d-
nb.de/ abrufbar.

Impressum:

Copyright © 2007 GRIN Verlag GmbH
Druck und Bindung: Books on Demand GmbH, Norderstedt Germany
ISBN: 978-3-638-81655-7

Dieses Buch bei GRIN:

http://www.grin.com/de/e-book/76055/faszination-ecstasy-inbegriff-der-technokul-
tur-mit-hohem-risikopotential

GRIN - Your knowledge has value

Der GRIN Verlag publiziert seit 1998 wissenschaftliche Arbeiten von Studenten, Hochschullehrern und anderen Akademikern als eBook und gedrucktes Buch. Die Verlagswebsite www.grin.com ist die ideale Plattform zur Veröffentlichung von Hausarbeiten, Abschlussarbeiten, wissenschaftlichen Aufsätzen, Dissertationen und Fachbüchern.

Besuchen Sie uns im Internet:

http://www.grin.com/

http://www.facebook.com/grincom

http://www.twitter.com/grin_com

Universität Bremen

Fachbereich 11

Studiengang

Public Health/Gesundheitswissenschaften

Faszination Ecstasy

-Inbegriff der Technokultur mit hohem Risikopotential

Abgabedatum: 08.02.2007

Wintersemester 06/07

Veranstaltung:

Public Health als multidisziplinäre Problemanalyse: Sucht

Inhaltsverzeichnis

1. Einleitung

In meiner Hausarbeit beschäftige ich mich mit der Droge Ecstasy, besonders mit ihrer Zugehörigkeit zur Technoszene und die mit dem Konsum verbundenen Risiken. Wobei ich erstmal einen kleinen Einblick über Techno und deren Szene überhaupt vermitteln möchte und später den Risiken des Konsums einen sehr großen Stellenwert meiner Arbeit widme. Meiner Meinung nach ist dieses Thema bis heute noch absolut aktuell, obwohl die Präsenz von Ecstasy in den Medien in den letzten Jahren etwas weniger geworden ist. Wie dem Jahrbuch Sucht 06 zu entnehmen ist, ist der Konsum der so genannten Partydroge im Vergleich zu den letzten Jahren wieder gestiegen. Die erstauffällige Konsumentenanzahl von Ecstasy ist im Vergleich zum Vorjahreszeitraum um 17% angestiegen. Bei den Ecstasy Sicherstellungen gab es ebenfalls signifikante Zunahmen, die Anzahl der Sicherstellungen stieg um 35% und die Beschlagnahme von Konsumeinheiten hat sogar einen Anstieg von 63% zu verzeichnen. Zur Einführung in das Thema möchte ich darlegen, was Ecstasy überhaupt ist und welcher geschichtliche Hintergrund mit dieser Droge in Verbindung steht.

1.1 Was ist Ecstasy?

Der klassische Wirkstoff im Ecstasy ist das MDMA. MDMA ist die Abkürzung für die chemische Formel 3,4-Methylamphetamin-N-Methylamphetamin. Obwohl man der chemischen Formel nach annehmen würde, ist Ecstasy kein Amphetamin, sondern wird in eine neuere Gruppe psychoaktiver Verbindungen, der Entaktogene, eingeordnet (Saunders, 1998, S.18). Heutzutage ist der Begriff Ecstasy eher eine Sammelbezeichnung für MDMA und viele ähnliche chemische Verbindungen, wie zum Beispiel MDEA, MDA, MBDB, worauf ich in meiner Arbeit aber nicht weiter eingehen möchte, sondern mich nur mit dem Ecstasy-Wirkstoff MDMA beschäftigen werde.

Das MDMA gehört zu den synthetischen Drogen und liegt als kristallines, geruchloses, lange haltbares Pulver vor, welches meist einen sehr stark bitteren Geschmack aufweist.

Ecstasy wird meist in Pillen oder Tablettenform, auch unter den Synonymen E oder XTC angeboten. Die Pillen gelangen in den unterschiedlichsten Farben und mit verschieden eingeprägten Mustern auf den Markt. Es gibt derzeit ca. 900 verschiedene Pillen-Aufdrucke (ecstasy-info.de, „Was ist Ecstasy"). Die Pillen enthalten außer dem MDMA eine Trägersubstanz, wie zum Beispiel Saccharose oder Lactose.

1.2 Historischer Abriss zur Entstehung des Ecstasys

Im Jahre 1898 wurde MDMA erstmals synthetisiert (Walder/Amendt, 1997, S.37). Zum offiziellen Status gelangte das MDMA aber erst im Jahr 1912, als es von der deutschen Firma Merck aus den Stoffen Methaamphetamin und Safrol synthetisiert und zum Patent angemeldet wurde. Es wurde jedoch nie vermarktet (Thomasius, R. 1997, S.42).

Aufgetaucht ist MDMA erst wieder in den 50er Jahren, da die US-Armee damals mit verschiedenen Drogen experimentierte, weil sie auf der Suche nach einer *Wahrheitsdroge für Verhöre* waren. Des Weiteren wurden zu dieser Zeit noch Tierversuche mit dem MDMA durchgeführt (Walder/Amendt, 1997, S.37).

Wirklich wiederentdeckt wurde MDMA im Jahr 1965 von dem Chemiker Shulgin, der die Substanz selbst synthetisierte und eigens testete. Er war auf der Suche nach einem therapeutischen Medikament, das sich zur Unterstützung der Psychotherapie einsetzen ließe. In Kalifornien wurde MDMA in der experimentierfreudigen Therapeuten-Szene dann auch eingesetzt. Ende der 70er Jahre verbreitete sich das MDMA als Droge, zu Anfang als *Straßendroge*, aber bald darauf auch unter Studenten und Hippies. Im Jahr 1981 erlangte das MDMA seinen erfolgversprechenden *Markennamen Ecstasy*. Ende der 80er, nach Entstehung der *Rave-Szene* verbreitete es sich rasant auf dem gesamten europäischen Kontinent als *Partydroge* bzw. *Tanzdroge*. Ecstasy wurde zwar 1986 international, auch in Deutschland verboten, ist aber trotzdem bis heute noch fester Bestandteil der *Technokultur*, worauf ich im weiteren Verlauf meiner Arbeit auch noch detaillierter eingehen werde (Absatz Walder/Amendt, 1997, S.37-42)

2. Wirkungsweise und Toleranz im menschlichen Organismus

Bei oraler Einnahme von Ecstasy, meist liegt die Einzeldosis zwischen 50mg und 150mg MDMA (gruene-berlin.de „Was ist ECSTASY?"), gelangt es vom Magen-Darm-Trakt in den Blutkreislauf und nur eine geringe Menge erreicht das Gehirn. Bei Erreichen des ZNS setzt auch die Wirkung ein. Es werden verstärkt die Neurotransmitter Serotonin und Dopamin im Gehirn freigesetzt, dadurch wird ein so genannter Dauerreiz ausgelöst, worin auch die Hauptwirkung des MDMA besteht. Serotonin wirkt antidepressiv bzw. stimmungsaufhellend; es ist an der Regulation des Gefühlszustandes eines Menschen beteiligt: Mit seiner Ausschüttung belohnt sich der Organismus für positive soziale Aktionen durch die Stimulation von Glücks- und Liebesgefühlen; eine starke Serotonin-Ausschüttung findet zum Beispiel beim Orgasmus statt" (Zitat: gruene-berlin.de, „Wie wirkt ECSTASY?").

Wenn der Serotoninspeicher einmal entleert ist, braucht er mehrere Wochen, bis er sich wieder normalisiert hat, das erklärt auch die Toleranz. Es kann frühestens erst wieder nach Regulation des Serotoninspeichers eine gleichwertig intensive Wirkung, wie nach dem MDMA-Konsum erlebt, erreicht werden. Physisch erreicht man damit eine Steigerung der Herzfrequenz, Verengung der Hautgefäße, einen Blutdruckanstieg und eine leicht erhöhte Körpertemperatur. Das Appetit- und Durstgefühl nimmt ab, der Stoffwechselumsatz wird erhöht und es kommt zu Unruhe und erhöhter Wachheit. Außerdem wird das Berührungsempfinden intensiviert und durch Bronchienerweiterung der Atem verstärkt. Eine weitere Folge des Konsums ist eine leichte Abnahme des Hörvermögens und Schmerzempfindens, und durch eine Pupillenerweiterung kommt es zu erhöhter Lichtempfindlichkeit. Die Wirkungen im Körper lassen nach drei bis fünf Stunden langsam wieder nach (Walder/Amendt, 1997, S.28-29). Auf die durch den Konsum erreichten weiteren physischen, und besonders auch psychischen möglichen Wirkungen gehe ich später noch in Bezug auf die Tanz- bzw. –Technokultur ein.

Die Droge wird in der Leber abgebaut und eine gewisse Menge wirksamen MDMA über den Urin ausgeschieden.

3. Die Technokultur

Die elektronische Musik etablierte sich in Deutschland nach dem Mauerfall in Berlin und war die erste gesamt Berliner Jugendbewegung. Der Techno sei nicht nur einfach ein Musikstil, sondern durch ihn drücken seine Anhänger ein Lebensgefühl aus, nämlich das Leben in einer modernen techn(o)isierten Welt (vgl. Wirth, 1997, S.12). Allein in Deutschland fühlen sich aktuell über 3,5 Millionen Menschen der Technobewegung zugehörig, die in den Neunzigern zu einer stilprägenden Jugendkultur wurde (grueneberlin.de, „Die Technobewegung") und sich bis heute zu einer kommerziellen Massenbewegung weiterentwickelt hat. Wobei man sagen muss, dass Techno mittlerweile ein weitläufiger Begriff ist, der eine Vielzahl verschiedenster elektronischer Musikrichtungen umfasst. Techno ist so gesehen nur noch ein Überbegriff, indem sich viele verschiedene Musikstile vereinen, wie zum Beispiel Trance, Gabber, Acid oder House. Aus diesen „Verwandten" des Technos haben sich im Laufe der Zeit ganz eigene Szenen entwickelt, worauf ich in meiner Arbeit aber nicht detaillierter eingehen werde. Doch die „Botschaft" der meisten Partys der Szenen ist dieselbe: „Love, Peace and Unity" (gruene-berlin.de, "„Die Technobewegung").

3.1 Techno als Lebensstil (Wirth, 1997, S.16-22)

Die Technoszene selbst ist wohl eine der vielfältigsten Musik bzw. Partyszenen überhaupt. Ihre Anhänger haben kein einheitliches Alter, keinen einheitlichen Bildungsstand und sozialen Status, sie sind „durcheinandergewürfelt", und genau das macht die Szene aus. Viele der Partygänger drücken ihren Lebensstil durch schrille Outfits aus, die man besonders häufig bei der Loveparade bewundern kann. Die Technoanhänger bezeichnen sich selber als *Raver*. „Studien des Amsterdamer Jellnik-Zentrums zufolge schauen Raver optimistisch in die Zukunft, streben nach persönlicher Freiheit und Selbstverwirklichung, sind materialistisch eingestellt und wenig an Politik und Religion interessiert. Ein Motto der Szene ist:„Ich will nichts bewegen, außer meinen Körper!" (Zitat Wirth, 1997, S.18) Auch ein besonderes Kennzeichen der Raver ist ihre unglaubliche Mobilität, sie lassen sich nicht an Partys in Wohnortnähe binden, sondern reisen oft quer durch Deutschland zu den größten, besten Raves. Einige lassen sich sogar nicht von einem Veranstaltungsort außerhalb Deutschlands abschrecken. Raver schaffen sich an den

Wochenenden eine eigene kleine Welt mit ihrer *Unity* zusammen, womit die Mitfeiernden gemeint sind. In der Szene werden Werte, wie Toleranz, Respekt, Zusammengehörigkeit und Selbstinszenierung groß geschrieben. Sehnsucht nach Frieden und Gemeinschaft können sie durch ihre „heile Welt" erfahren.

3.2 Die Party als Gesamtkunstwerk (Claus, C. 1997, S.83-84)

Das „Gesamtkunstwerk" einer Technoparty hat den Techno eigentlich zu dem gemacht, was er heute ist. Diejenigen Veranstalter, die noch nicht vor dem Reiz des schnellen Geldes kapituliert haben, beherzigen zumindest noch, die Party als Gesamtkunstwerk zu gestalten. Diese Gestaltung geht von der Stimmigkeit der Flyer, des Programmablaufes, der Hallendekoration bis hin zur Verwendung auf die Musik abgestimmter Lichtanimationen, Diaprojektionen und Videobeamer. Des Weiteren wurden Chill-Out-Zonen frühzeitig etabliert, in dessen Bereichen man nach langem Tanzen zu lauter Musik, bei ruhiger Musik und schönem Ambiente zur Ruhe kommen kann. Außerdem kann man in diesen Räumen etwas zu Essen erwerben und Obst wird sogar oft gratis angeboten. Ein gutes Beispiel für ein Gesamtkunstwerk ist die jährlich am 30.April stattfindende *Mayday* in Dortmund. Allein der Produktionsaufwand liegt im siebenstelligen Bereich, hier treffen Top-DJs auf das aus ganz Europa angereiste Publikum.

4. Ecstasy in der Technoszene

Wie schon in der Geschichte des Ecstasys erwähnt, steht die Verbreitung von MDMA in einem engen Zusammenhang mit der elektronischen Musik. Die *Tanzdroge* Ecstasy ist heutzutage aus der Technokultur nicht mehr wegzudenken, sie ist zu einem Inbegriff dieser Kultur geworden. Ohne Ecstasy würde wohl die heutige Technoszene nicht in dieser Form existieren, und ohne Techno hätte Ecstasy kaum die Verbreitung genommen, wie sie es effektiv getan hat.

In einer beliebigen Beispielgruppe in der Raver- und Technoszene nehmen etwa 60% der Teilnehmer illegale Rauschdrogen. Immerhin konsumieren erstaunliche 40% nicht, doch folgt man der Berliner Tossmann-Studie aus dem Jahre 1999, muss man allerdings davon ausgehen, dass etwa 35% der ursprünglich abstinenten Partygänger spätestens nach rund zwei Jahren in der Szene ebenfalls mindestens eine illegale Droge konsumieren (vgl. ecstasy-info.de „Rave new world"). „Je mehr jemand in die Technoszene involviert ist, desto eher, desto häufiger und desto wahlloser wird er Drogen nehmen, Alkohol und Tabak in aller Regel sowieso" (Zitat ecstasy-info.de „Rave new world").

Die Botschaft der Partys bzw. der Szene selbst „Peace, Love and Unity" lassen auch den Zusammenhang mit Ecstasy erklären. Es würde wohl keine andere Droge geben, die besser zu dem Stil der Technokultur passen würde als Ecstasy. Außer der euphorischen Wirkung, die zum Tanzen animiert, „katapultiert" MDMA den Konsumenten in eine unglaubliche „Gefühlswelt". Diese passt perfekt zum Szenemotto „Peace, Love and Unity". In den folgenden Unterpunkten lässt sich der Zusammenhang erschließen.

4.1 Ecstasy als Herzensöffner, *die positiven Gefühle beim Konsum* (Kuntz, 1998, S.67-95)

Kuntz ist der Meinung, dass das Drogenerleben mehr sein muss als Konsumenten in Worte fassen können. Die Beschreibungen über einen Rausch „nur" mit: „Fun, Farben, Bildern, Nervenkitzel, Spannung oder auch Horror" würden nach mehrfacher Wiederholung langweilig werden und an Reiz verlieren. Das Gefühl, nach dem Drogenkonsumenten streben, muss nach Kuntz Meinung völlig anders beschaffen sein, denn allgemein von Rauschmitteln geht eine so große Faszination aus, dass die Rauschbeschrei-

bungen allein nicht ausreichend wären, um einen so riesigen „Anhängerkreis" beizube-
halten. „Neben all seinen möglichen Begleiterscheinungen besteht es in der Ahnung
eines Erlebens, das wir in frühester Kindheit einmal als Ganzheit und Richtigkeit «ge-
fühlt» haben, das uns aber aus dem bewussten Erleben entschwunden ist" (Zitat Kuntz,
1998, S. 69). Ecstasy kann uns ziemlich nah an jenes Urerleben heranführen. Mit dem
Konsum von Ecstasy erfährt man ursprünglichste Gefühle von Wärme, Geborgenheit
und Sicherheit. Viele Konsumenten berichten deshalb auch, dass sie die erlebten Gefühle zwar nicht beschreiben können, aber das Hauptgefühl schon immer kannten. Es gibt
viele identische Äußerungen, die diese Verbindungen immer wieder unterstreichen:
„Dann kam die Wirkung, und ich wusste, das ist es! Du bist in einem Zustand absoluter
Glückseligkeit, mit dir und der Welt völlig im Reinen. Dieses Paradiesische des ersten
Kicks will natürlich jeder sofort wiederhaben" (Zitat Reichmann, L. S.61 aus Kuntz,
1998, S.70). Dafür fordert Ecstasy für das erlebte Paradies jedoch einen hohen Preis,
worauf ich im Kapitel Risiken und Nebenwirkungen noch weiter eingehen werde.

Im „normalen Leben" ist es natürlich ziemlich unrealistisch solche Urglücksgefühle zu
erreichen. Unser Bedürfnis nach solchen Gefühlen besteht jedoch lebenslang, wir sind
auf der Suche nach dem *ganzheitlichen Erleben,* das wir durch individuelle Lebenswege
finden müssen, um uns diesen Gefühlen soweit wie möglich annähern zu können. Das
Ganzheitserleben des Berauschten äußert sich also mehr in Empfindungen als in Unter-
scheidungen. Alle optischen Einflüsse bzw. Reize werden intensiviert, man nimmt Sa-
chen wahr, die einem sonst nie aufgefallen wären. Raum- und Zeitempfinden lösen sich
auf, es verschwimmen die Grenzen der Realität mit dem eigenen Ich, auch erlernte Re-
gelprozesse werden unwirksam. Ecstasy vermittelt keine „neue Welt", sondern lässt nur
viel mehr in unser Bewusstsein vordringen, was wir sonst kaum wahrnehmen würden.

4.2 Die Liebesdroge

Ecstasy wirkt in Bezug auf Beziehungen und Sexualität auf den ersten Blick paradox,
denn es steigert zwar die gefühlsmäßige Nähe und die Empfänglichkeit für Sex, doch
geht das Verlangen sexuell aktiv zu sein zurück (Wirth, 1997, S. 21). Ecstasy wird deshalb auch als „Sinnlichkeitsdroge" bzw. Liebesdroge bezeichnet. Aber der Begriff Liebesdroge ist wie schon erwähnt, nicht auf das sexuelle Verlangen zurückzuführen, sondern auf das Liebesbedürfnis. Man wird empfänglicher für zwischenmenschliche Kon-

takte und Berührungen. Der zwischengeschlechtliche Kontakt von Mann und Frau läuft durch Ecstasykonsum nicht mehr wie sonst gewöhnlich auf einer sexuellen Ebene ab. „Zärtlichkeiten können ausgetauscht werden und Körperlichkeit kann auf einer neuen Ebene praktiziert werden: Körper können sich annähern, ohne die sonst ständig präsente sexuelle Ausrichtung" (Zitat aus einem Interview mit einer Studentin der Politikwissenschaften, die die Rolle der Geschlechter in der Techno-Szene erforscht, enthalten in: Neumeyer/Schmidt-Semisch (Hrsg.): Ecstasy-Design für die Seele? Freiburg 1997, S.72, aus Kuntz, 1998, S.93). Es werden unter MDMA - Einfluss intensive Gefühle von Nähe zu anderen Menschen empfunden. Man hat eine erhöhte Kommunikationsbereitschaft und die Unterscheidungsfähigkeit zwischen der Umwelt und seinem Selbst wird vermindert, manche User beschreiben den „Trip" sogar als ekstatisch-mystisches Verschmelzungserlebnis (Thomasius, R. 1997, S.48). Diese Abschnitte sollten einen kleinen Einblick in die Welt des Rausches vermitteln, um die Beweggründe für den Konsum besser nachvollziehen zu können. Im Folgenden werde ich Ecstasy wieder näher mit der Musik bzw. dem Gesamtkunstwerk einer Technogemeinschaft in Verbindung bringen.

4.3 Die Tanzdroge

Manche Konsumenten sind der Meinung, dass sie in Verbindung mit Ecstasy zum ersten Mal in ihrem Leben die Musik *wirklich* wahrgenommen haben. „Ein junger Mann unter LSD- oder Ecstasy-Einfluss nimmt beim Hören seiner bevorzugten Musik vielleicht nicht nur Töne, Rhythmus und Lautstärke wahr, sondern entdeckt plötzlich die »Seele« der Musik, also eine andere, verborgene Dimension der Realität" (Zitat Kuntz, 1998, S.74). Die Techno-Musik sei nach Kuntz vor allem eine Musik programmierbarer Computer, die eben so vollsynthetisch ist, wie die Droge selbst (Kuntz, 1998, S.96). Viele behaupten, dass Ecstasy erst in Verbindung mit der lautstarken, wummernden Musik, mit bis zu 120 Beats pro Minute, sein volles Wirkungsspektrum entfalten kann. Technopartys sein von Fröhlichkeit, Friedlichkeit und Ekstase geprägt (vgl. grueneberlin.de, „Die Technoparty"). Man feiert nie allein, alle Personen einer Party bilden eine riesige Gemeinschaft. Raver haben ein sehr großes Mitgefühl und viel Akzeptanz gegenüber anderen. Durch die Ecstasyeinnahme erhält man ein Gefühl unerschöpflicher Energie, welches die Konsumenten oft zum stundenlangen Tanzen ohne jegliche Pausen animiert. Nach Wirth lassen sich Raver auf die Musik ein und tauchen im wahrsten Sinne des Wortes in sie ein. Die empathogene Wirkung des MDMA löst eine Euphorie aus, die den Einzelnen mit der tanzenden Masse verschmelzen lässt (thema-drogen.de, „Die Techno-Kultur"). Raver tanzen im Gleichklang und fühlen sich darin aufgehoben: „Ich fühlte mich einfach wohl und aufgehoben zwischen all den Tanzenden, war nun nicht mehr ein Einzelner, der sich im Ganzen verliert, sondern mit allen zusammen verbunden, gemeinsam...Plötzlich sah ich einzelne Gesichter, die mir entgegenstrahlten. Ich fing Blicke auf und erwiderte sie, man erkannte einander mit einem Lächeln, kurze Augenkontakte signalisieren Einverständnis. Jede Müdigkeit war wie weggeblasen, ich tanzte leicht zwischen den anderen, wurde angestrahlt und strahlte zurück" (Zitat Walder/Amendt, S.16). Die Droge lässt unzählige Menschen in diesen Augenblicken miteinander verschmelzen und nimmt alle Hemmungen. In dieser Szene gibt es keine Menschen, die sich nicht zu tanzen trauen. In „normalen" Diskotheken, wo jegliche Musikrichtung gespielt wird, tanzen die Menschen auf der dafür vorgesehenen Tanzfläche. Viele andere, die oft Hemmungen haben selber zu tanzen stehen außen um die Tanzfläche herum und beobachten die „Tanzwütigen". Das Tanzen in der Disko hat für viele Diskobesucher keine Priorität. Ganz anders dagegen ist es bei den Ravern, es wäre unvorstellbar einen Rave zu besuchen, ohne zu tanzen, schon alleine aus dem Grund, dass die meisten Konsumenten durch die aufputschende Wirkung des Ecstasys in Tanzlaune geraten. Bei Technopartys gibt es auch keine allgemeingültige Tanzfläche. Es ist üblich, dass überall wo man die Musik hört getanzt wird, sei es an der Theke oder sogar in den Sanitärbereichen. Dazu ein passendes Zitat, um das *Gefühl* der Party besser nachvollziehen zu können. „Die Temperatur ist auf 50 Grad gestiegen, die Sichtweite im Nebel auf drei Meter gesunken. Trotz der klaustrophobischen Verhältnisse liegen Euphorie und Glanz auf den Gesichtern der Tänzer, und das sind alle, denn überall wird getanzt: an der Bar, an der Kasse, vor den Türen der Toiletten. Die Körper stoßen aneinander, trennen sich und gehen wieder neue Verbindungen ein. Es ist vier Uhr früh, und Sven Väth freut sich, dass er noch vier Stunden vor sich hat. >Jetzt machen wir einfach schneller<, sagt er, und seine Augen leuchten, >bis der Laden auseinanderfliegt<" (Zitat Wirth, 1997, S.26).Musik und Rhythmus fahren unwillkürlich in den Körper: „Es war nicht so, dass ich zur Musik tanzte – die Musik tanzte mich" (Zitat Walder/Amendt, S.17).

5. Das Risikopotential des Konsums

Doch auch wenn bis jetzt fast ausschließlich die „positiven Seiten" des MDMA – Konsums ersichtlich waren bzw. die „schönen Erlebnisse", geht doch ein erhebliches Risikopotential vom Konsum aus, welches ich im Folgenden meiner Arbeit erläutern werde.

5.1 Kurzfristige Neben - und Nachwirkungen

Die kurzfristigen Risiken nach einer Ecstasy-Einnahme drücken sich vor allem in körperlichen Symptomen aus. Ausnahme ist der mögliche Horrortrip, den ich aber gleich noch separat erläutere. Die unerwünschten Nebenwirkungen nach einer meist zu hohen Einnahme des Stoffes sind so individuell wie der Mensch selbst. Viele verschiedene Faktoren nehmen Einfluss auf die möglichen Nebenwirkungen, wie zum Beispiel Geschlecht, Gewicht, Alter, die physische und psychische Verfassung eines Individuums und natürlich die Dosierung der Droge. Nebenwirkungen lassen sich aus diesen Gründen nicht verallgemeinern. Trotzdem möchte ich ein paar negative Wirkungen, die schon häufiger aufgetreten sind, erwähnen. Dazu gehören: unwillkürliches Zähneknirschen, Mundtrockenheit, Herzrasen, Schweißausbrüche, Missempfindungen (wie zum Beispiel Hautkribbeln oder ein taubes Gefühl), Rückenschmerzen, Hitze- oder Kältewallungen, Schwindel oder Übelkeit mit Brechreiz, zuckende Augenbewegungen, Muskelversteifung, Blutdruckanstieg, Druckgefühl in der Brust, Kreislaufprobleme, Harndrang, Konzentrationsstörungen, Koordinationsstörungen, Gangunsicherheit, Erbrechen und Desorientierung (ecstasy-info.de, „akut und unangenehm") Besondere Gefahren gehen natürlich beim Konsum auf Technopartys einher, da viele Raver bis zur vollkommenen Erschöpfung tanzen. Dabei kommt es durch das Schwitzen zu erheblichen Flüssigkeitsverlusten, die von Usern, wegen des geminderten Durstgefühls, oft nicht ausgeglichen werden. Das körpereigene „Warnsystem" wird ebenfalls beeinträchtigt. Zusammenbrüche sind aufgrund der Dehydration des Körpers in der Technoszene keine Seltenheit und können auch sogar zum Tod führen. Nach einem abklingenden Rausch setzt ein Zustand körperlicher Erschöpfung mit gesteigertem Ruhebedürfnis ein, dieses kann bis zu zwei Tagen andauern. Doch trotz Müdigkeit klagen einige User über

Schlafstörungen. Der Organismus muss den leeren Serotoninspeicher wieder auffüllen (Freye, 1997, S.69-70).

Außerdem kann es zu starken Kopfschmerzen, Appetitlosigkeit, Konzentrationsstörungen, innerer Unruhe, Muskelschmerzen, Gedächtnisstörungen und Depressionen kommen. Generell muss man in den ersten 24 Stunden nach dem Konsum mit einem so genannten „Psycho-Kater" rechnen (ecstasy-info.de, „akut und unangenehm").

5.1.1 Der „Horrortrip"

Je nach psychischer Verfassung kann bei einem Konsumenten statt der erwünschten euphorisierenden Wirkung auch eine Art „Horrortrip" eintreten. Besonders beim Konsum in Frustsituationen und bei allgemein schlechter psychischer Verfassung. Ein Horrortrip lässt sich sehr schlecht beschreiben und wird individuell verschieden empfunden, ist jedoch hauptsächlich durch große Panik, Angstzustände, Wahnvorstellungen und Todesangst geprägt. Ich möchte es anhand eines Zitates, stammend aus der Broschüre Ecstasy und Techno, begreiflich machen. „Nachdem mich meine Freundin verlassen hat, war ich sehr traurig und warf mir zum Trost eine E ein. Doch anstatt der üblichen Glücksgefühle kam ich auf einen Horrortrip: Ich zitterte am ganzen Körper und mein Herz begann zu rasen. Ich spürte, dass sich mein Körper auflöste, und schließlich habe ich ihn verlassen. Ich sah Bilder von gestorbenen Personen und glaubte selber gerade zu sterben." (gruene-berlin.de, „Wie wirkt ECSTASY?")

„Trotz der genannten unangenehmen Wirkungen und Nach-wirkungen sprechen etwa 80% der Ecstasykonsumenten insgesamt von einem „positiven Rauscherlebnis". Das überrascht nicht, da die meisten Menschen die akute Wirkung einer Rauschdroge grundsätzlich mehr „positiv" als „negativ" empfinden. Wäre dem nicht so, gäbe es kein Drogen- und kein Alkoholproblem" (Zitat ecstasy-info.de, „akut und unangenehm").

5.1.2 Der gefährliche „Mischkonsum"

Auch besonders beim so genannten Mischkonsum setzt man seinen Körper einem erhöhten Risiko aus. Mischkonsum bezeichnet den zeitgleichen oder zeitnahen und damit simultanen Konsum von mehreren Drogen, so dass sich die Wirkungsspektren der jeweiligen Drogen überlappen. „Durch pharmakologische Wechselwirkungen von mehreren Substanzen können die Risiken beim Mischkonsum höher sein als beim jeweiligen Konsum der einzelnen Substanzen" (Zitat wikipedia.de, „Mischkonsum"). Belastungen für Körper und Psyche sind bei einigen Substanzkombinationen schwer voraussehbar (wikipedia, „Mischkonsum"). Wenn Ecstasy mit anderen Substanzen zusammen konsumiert wird, kann es zur Erhöhung der sowieso schon möglichen Nebenwirkungen kommen. Im Anschluss mögliche spezifische Wirkungen je nach gleichzeitig konsumierter Substanzen: (partypack.de, Ecstasy"Mischkonsum")

Ecstasy in Verbindung mit Speed vermindert den entactogenen Effekt von Ecstasy und erhöht die Gefahr eines Hitzeschlages. MDMA und Halluzinogene lassen den Verwirrtheitszustand ansteigen. Ecstasy zusammen mit Cannabis konsumiert, dämpft und verrigert normalerweise die Ecstasywirkung. Es kann aber auch in seltenen Fällen zum Gegenteil führen und die Rauschwirkung verstärken. Ecstasy und Medikamente erhöhen die gesundheitlichen Risiken in beträchtlichem Umfang. Das gilt vor allem für die Verbindung von Ecstasy mit MAO-Hemmern/Blockern und Antidepressiva. Die Kombination aus Ecstasy und Alkohol wirkt aktivierend und hemmend zugleich. Dies führt zu einer großen Belastung für Leber und Niere, trocknet den Körper aus und kann zu einem Wärmestau und zu Überhitzung führen. Bei dieser Kombination kann es schnell zu Übelkeit und Erbrechen kommen (wikpedia.de „Mischkonsum").

5.2 Langzeitwirkung und Spätschäden des Konsums

Allgemein in punkto Langzeitschäden muss vorweggenommen werden, dass sich in der Literatur keine einheitlichen Angaben finden lassen. Oft sind es wage Vermutungen, die vorsichtig zum Ausdruck gebracht werden, da es zu wenige Studien über Langzeitschäden gibt, und deren Auswirkungen sich auch nicht verallgemeinern lassen. Auch durchgeführte Tierversuche zum Thema lassen sich nicht eins zu eins auf den Menschen übertragen. Eine weitere Schwierigkeit besteht auch im Mischkonsum, da letztendlich die Folgen nicht auf eine Substanz zurückzuführen sind. Aber trotzdem möchte ich ein paar Erkenntnisse über die Spätschäden zum Ausdruck bringen, die ich in psychische und neurologische Folgen und Komplikationen unterteilt habe.

5.2.1 Folgen und Komplikationen psychischer Art
(Thomasius, R. 1997, S.50-53)

Mit zunehmender Tendenz wurde berichtet, dass Konsumenten im Zusammenhang mit dem Konsum von MDMA psychisch erkrankten, wobei in den meisten Fällen auch noch andere eingenommene Substanzen eine Rolle spielten. Es traten z.B. Kontakt- und Denkstörungen und paranoide Psychosen, wie Verfolgungswahn auf. Zusätzlich lagen noch depressive Symptome, Panikstörungen und Depersonalisationssyndrome zu Grunde. Eine Art psychische Komplikation fand sich auch in den so genannten „Flashbacks" wieder, wobei nach einem mehrwöchigen symptomfreien Intervall Wahn- und andere Psychosephänomäne erneut auftreten. Angenommen wird, dass eine Disposition zu psychischen Störungen, wie z.B. erkrankte Familienangehörige, eine große Rolle bei der Psychosenbildung nach dem MDMA – Konsum spielen. „Man vermutet, dass der MDMA-Konsum eine Trigger-Funktion bei den psychotischen Störungen hat, also einen bis dahin klinisch unauffälligen Verlauf in Richtung einer manifesten Störung aushebelt, gewissermaßen das «Fass zum Überlaufen bringt»" (Zitat Thomasius, R. 1997, S.52).

5.2.2 Neurotoxizität / Hirnschäden

Es wird davon ausgegangen, dass neurotoxische Veränderungen eine mögliche Spätfolge des Ecstasy-Konsums sein können, doch es gibt keine gesicherte Erkenntnis darüber (Freye, 1997, S.75-76). Um die neurotoxische Wirkung von MDMA auf das Gehirn zu erforschen, wurden unter anderem Tierversuche an Affen und Ratten durchgeführt. Dabei ist man zu der Erkenntnis gekommen, dass es bei Ratten zu einer Durchlässigkeit der Blut-Hirn-Schranke kommt. Die Blut-Hirn-Schranke, eine Barriere aus dicht bepackten Zellen, verhindert normalerweise das Eindringen von größeren Partikeln und schädlichen Substanzen in sensible Hirnregionen (wissenschaft.de, „Barrierefreiheit mit Ecstasy") Des weiteren wurden in Tierversuchen als Folge des MDMA-Konsums, eine Verarmung des Hirngewebes an Serotonin, eine Verkümmerung der Nervenzellendigungen und ein Verlorengehen von Kontaktzellen zu den benachbarten Nervenzellen im Gehirn beobachtet (Walder/Amendt, 1997, S.68-69).

15

Inwieweit dies jedoch auf das menschliche Gehirn zu übertragen ist, ist fraglich, da das MDMA unter subkutaner Verabreichung, wie es bei den Versuchstieren der Fall war, andere Auswirkungen auf das Gehirn verzeichnen kann, als nach oraler Einnahme. Außerdem sind die Dosierungen meist mit dem menschlichen Konsumverhalten nicht zu vergleichen, zumindest in Bezug auf die Milligrammmenge MDMA pro Kilogramm Körpergewicht.

Jedoch haben mehrere Studien und Konsumenteninterviews bestätigt, dass MDMA das Kurzzeitgedächtnis schwächt. Bei einem Konsumenteninterview und -test von Tom Heffernan (Universität von Northumbria) wurde diese These bestätigt. Die Probanden, die regelmäßig Ecstasy konsumieren, schnitten in einem alltagsbezogenen Gedächtnistest wesentlich schlechter ab, als die Kontrollgruppe. Desweiteren gaben sie im Interview selber an, bei alltäglichen Dingen, wofür das Gedächtnis notwendig ist, Beeinträchtigungen zu haben (wissenschaft.de, „Gedächtnis auf Ecstasy") Der Erfahrungsbericht eines Ex-Konsumenten, den ich im Spiegel-Online gefunden habe, spiegelt diese Symptomatik treffend wieder. Es handelt auch um die erhebliche Gedächtnisbeeinträchtigung nach längerem Konsum.

5.3 Das Suchtpotential von MDMA

Trotz aller möglichen Risiken des MDMA – Konsums kann man körperlich nicht abhängig werden, dieses konnte ich aus meiner gesamten verwendeten Literatur entnehmen. Es gibt jedenfalls keine Hinweise auf eine mögliche körperliche Abhängigkeit, da Konsumenten nach der Einnahme von Ecstasy keine körperlichen Entzugserscheinungen aufweisen. Jedoch geht man davon aus, dass von Ecstasy, in Hinsicht psychischer Abhängigkeit, doch eine große Gefahr ausgeht. Allein aus dem Grund, dass der erstmalige „Trip" für die meisten Konsumenten ein einschlagendes und prägendes Erlebnis mit einem unglaublichen Wohlbefinden war. Der Mensch strebt nach diesem unbeschreiblichen Gefühl von Glück, das ihn immer wieder erneut animiert Ecstasy zu konsumieren, um jenes noch einmal wieder zu erreichen, doch das Erlebnis des ersten Rausches bleibt meist einzigartig.

Es kommt, wie bereits erwähnt, zu einer Toleranzbildung. „Bei häufiger Einnahme kommt zur erhöhten erforderlichen Dosis auch ein verlangsamtes Eintreten sowie ein kürzeres Anhalten der Wirkung" (Zitat thema-drogen.net, „MDMA - Gewöhnung und Sucht"). Bei vielen Konsumenten aus der Technoszene gehört die *Pille* einfach zur Musik und die Musik zur *Pille*, deshalb ist das psychische Suchtpotential nicht allein auf den Konsum des MDMA zurückzuführen, sondern auf das Gesamtkunstwerk Technoparty selbst. Nach Wirth liegt also eher eine Party- und Erlebnissucht vor, damit ist gemeint, dass die Gesamtheit einer Party mit Musik, Tanzen, Mitfeiernden, Lichteffekten und Drogen den Reiz ausmacht (vgl. Wirth, 1997, S.62).

5.4 Mortalität von Konsumenten

Die Mortalität von Konsumenten, wo das MDMA als alleinige Todesursache diagnostiziert wurde, gibt es eher selten. Viele Ecstasy – Konsumenten verwenden auch gleichzeitig andere Drogenarten. Wenn nun eine Todesfolge vorliegt, kann nicht die genaue Ursache dargelegt werden. Oftmals werden auch indirekte MDMA – Opferzahlen in Mortalitätsstatistiken mit einbezogen, wie z.b. Sterbefälle bei Verkehrsunfällen unter Ecstasyeinwirkung. Deshalb gehe ich nicht nur explizit auf die MDMA – Todesfälle ein, sondern zeige die allgemeine Mortalität beim Rauschgiftkonsum. Wie dem Jahrbuch Sucht 06 zu entnehmen ist, sind im Jahr 2004 in Deutschland 1385 Menschen infolge ihres Rauschgiftkonsums gestorben. Damit ist die Zahl seit dem Jahr 2000 mit 2030 Todesfällen rückläufig, und befindet sich auf dem niedrigsten Stand seit 1989. Wobei die Rauschgiftopfer jedoch vorwiegend auf den Konsum von Heroin zurückzuführen sind.

6. Fazit

Ich fand es sehr interessant und informativ mich mit diesem Thema eingehend zu beschäftigen bzw. auseinanderzusetzen. Wie auch im Titel zu finden, geht von Ecstasy eine sehr große Faszination aus, sonst würde es wohl kaum eine so riesige Anhängerschaft, besonders in der Technoszene, geben. Sehr aufschlussreich fand ich auch die Zahlreichen Erfahrungsberichte von Konsumenten, sowohl die positiven als auch die negativen, die in der Vielzahl der Literatur zum Thema enthalten sind. Die Konsumenten oder auch besonders die probierfreudigen, neugierigen Personen, die diese Droge noch nicht genommen haben, sollten sich im Klaren darüber sein, dass mit dem MDMA-Konsum doch ein erhebliches Risikopotential verbunden ist, welches ich zuvor im Rahmen der Arbeit ausführlich erläutert habe. Auch wenn viele regelmäßige Konsumenten bis zum heutigen Tage nur wenig schlechte Erfahrungen gemacht haben, geht von jedem weiteren Konsum ein Risiko mit uneinschätzbaren Folgen aus. Dazu habe ich ein treffendes Zitat eines Users im Internet gefunden. „Du wähnst dich im Himmel, doch die Hölle ist nicht weit" (aus dem Erfahrungsbericht eines Ecstasy-Users in: ecstasy-info.de, „Ist es wirklich Ecstasy?").

Man sollte sich die Frage stellen: Ist dieser kurze Kick, auch wenn er noch so himmlisch sein mag, es wert, seine Gesundheit so aufs Spiel zu setzten? Denn das restliche Leben, welches um die Technopartys herum ohne Drogeneinfluss stattfindet, ist doch zeitlich um ein Vielfaches länger.

Trotzdem gibt es sehr viele Menschen bzw. Raver, die sich ein Leben ohne Party und eine Party ohne Ecstasy nicht mehr vorstellen können. Deshalb sollte meiner Meinung nach auch in den Technoclubs und bei Raves in Deutschland das „Safer House-Konzept" durchgesetzt werden. Dieses Konzept ist in vielen anderen Ländern mit großer Technoszene schon längst etabliert. Es soll den Konsumenten nach dem Prinzip der Schadensminimierung schützen bzw. den ohnehin unvermeidbaren Konsum sicherer gestalten.

Von Diskotheken und anderen Veranstaltungen der Szene werden gefordert: gratis Wasserabgabe in Dancefloornähe, eine ausreichende, funktionierende Belüftung, Bereitstellung eines großen Chill-Out-Bereichs mit ruhiger Musik, und außerdem sollte das Personal auf Notfälle vorbereitet sein (gruene-berlin.de, „Safer use Regeln"). Des Weiteren würde ich es für gut befinden, wenn viele Drogeninformations- und Beratungsangebote in der Technoszene etabliert würden. Ich denke, dass viele Konsumenten sich über die Risiken und gesundheitliche Folgen nur wenig Gedanken machen oder überhaupt nicht richtig informiert sind.

7. Literaturverzeichnis

1. Claus, C. (1997): Techno-Musik, Techno-Szene und ihre Kommunikationsme-dien – Die Geschichte und Entwicklung des Technohouse, in: Harm, W. (Hrsg) XTC und XXL Ecstasy – Wirkungen, Risiken, Vorbeugungsmöglichkeiten und Jugendkultur. Rowohlt Taschenbuch Verlag, Reinbeck bei Hamburg, S. 73-91

2. Freye, E. (1997): Kokain, Ecstasy und verwandte Disignerdrogen – Wirkungs-weise, Überdosierung, Therapeutische Notfallmaßnahmen, Johann Ambrosius Barth Verlag, Heidelberg/Leipzig, S. 58-77

3. Kuntz, H. (1998): Ecstasy-auf der Suche nach dem verlorenen Glück – Vorbeu-gung und Wege aus Sucht und Abhängigkeit, Beltz Verlag, Weinheim/Basel, S.66-109/116-121

4. Rabes, M. (1997): Ecstasy, Techno und die Medien, in: Harm, W. (Hrsg) XTC und XXL Ecstasy – Wirkungen, Risiken, Vorbeugungsmöglichkeiten und Ju-gendkultur, Rowohlt Taschenbuch Verlag, Reinbeck bei Hamburg, S. 13-21

5. Saunders, N. (1998): ecstasy – UND DIE TANZ-KULTUR, Nachtschatten Ver-lag, Solothurn, S.16-51/64-77/82-91/98-103/113-117/283-287

6. Stempel, K. (2006): Rauschgiftlage 2004, in: Jahrbuch Sucht 06, Neuland Ver-lagsgesellschaft, Geesthacht, S.104-113

7. Thomasius, R. (1997): Ecstasy – MDMA – Aktueller Forschungsstand, in: Harm, W. (Hrsg) XTC und XXL Ecstasy – Wirkungen, Risiken, Vorbeugungs-möglichkeiten und Jugendkultur. Rowohlt Taschenbuch Verlag, Reinbeck bei Hamburg, S. 41-61

8. Walder, P./ Amendt, G. (1997): XTC Ecstasy & Co. – ALLES ÜBER PARTY-DROGEN, Rowohlt Taschenbuch Verlag, Reinbeck bei Hamburg, S.18-43/59-75/82-89

9. Wirth, N. (1997): Ecstasy Mushrooms, Speed & Co – Das Info-Buch, Econ Ta-schenbuch Verlag, Düsseldorf, S.12-33/46-67/134-153

8. Linkverzeichnis

1. http://de.wikipedia.org/wiki/Ecstasy

2. http://de.wikipedia.org/wiki/Mischkonsum

3. http://gruene-berlin.de/drogen/LAG-Drogen/ecstasy.html

4. http://www.ecstasy-info.de/index.html

5. http://www.ecstasy-info.de/pages/ecstasy-empfehlungen.html

6. http://www.ecstasy-info.de/pages/ecstasy-gesetz.html

7. http://www.ecstasy-info.de/pages/ecstasy-mischkonsum.html

8. http://www.ecstasy-info.de/pages/ecstasy-nebenwirkungen.html

9. http://www.ecstasy-info.de/pages/ecstasy-rave.html

10. http://www.partypack.de/inhalt/k-droinfo/k-drixtc.htm#Risiken/Nebenwirkungen

11. http://www.spiegel.de/schulspiegel/leben/0,1518,387649,00.html

12. http://www.thema-drogen.net/Drogen/Syn/Syn_Ecstasy.html

13. http://www.thema-drogen.net/Drogen/Syn/Syn_MDMA.html

14. http://www.wissenschaft.de/sixcms/detail.php?id=253183

15. http://www.wissenschaft.de/sixcms/detail.php?id=259263